Dʳ E. PLUYETTE

Chirurgien en chef des hôpitaux de Marseille

L'ACCOUCHEMENT

DE

MYRRHA

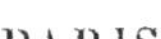

PARIS

SOCIÉTÉ FRANÇAISE D'IMPRIMERIE ET DE LIBRAIRIE

ANCIENNE LIBRAIRIE LECÈNE, OUDIN ET Cⁱᵉ

15, rue de Cluny, 15

1910

Dᵣ E. PLUYETTE

Chirurgien en chef des hôpitaux de Marseille.

L'ACCOUCHEMENT

DE

MYRRHA

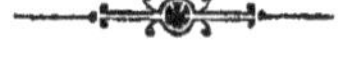

PARIS

SOCIÉTÉ FRANÇAISE D'IMPRIMERIE ET DE LIBRAIRIE

ANCIENNE LIBRAIRIE LECÈNE, OUDIN ET Cⁱᵉ

15, rue de Cluny, 15

—

1910

L'ACCOUCHEMENT

DE MYRRHA

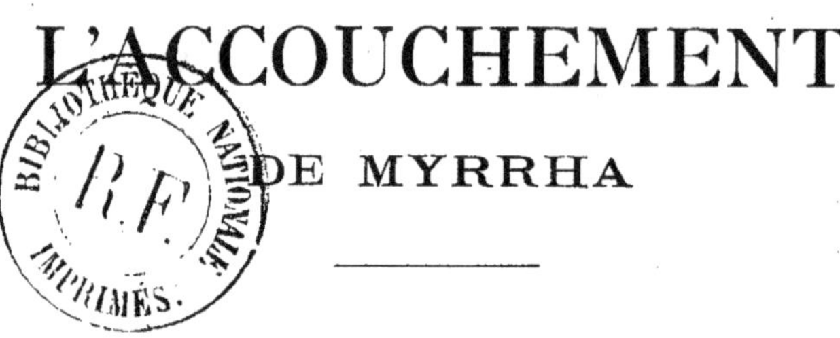

Dans un premier travail sur *l'Accouchement dans l'Art* (1), je me suis appliqué à étudier et à décrire les diverses scènes que les artistes ont tirées de l'accouchement physiologique (simple et gémellaire). J'y ai compris l'opération césarienne, parce qu'en raison de son intérêt chirurgical, elle présentait un attrait puissant pour le médecin. Mais c'est volontairement que j'ai passé sous silence les accouchements légendaires, qui dépassaient le cadre que je m'étais tracé.

Il est vrai que j'ai esquissé la reproduction de l'accouchement d'Adam, — ou pour parler plus exactement, de la naissance d'Eve ; — mais la légende chrétienne est si universellement connue qu'elle méritait cette exception qui confirme la règle.

Or, pour être moins vulgarisée, la mythologie païenne ne le cède en rien à la doctrine chrétienne. Elle est même très riche en conceptions et en procréations fantaisistes. Nombreuses sont les créatures qu'elle a jetées sur la terre ou dans l'Empyrée, sans les faire passer par l'obligatoire canal vagino-vulvaire.

Rappellerai-je que Deucalion et son épouse Pyrrha, devinant le sens énigmatique de l'oracle de Thémis, créèrent tout un peuple, en lançant derrière eux des cailloux, qui se transformaient en homme ou en femme, selon la main qui les lançait? C'est un bel exemple de génération spontanée, qui n'a son équivalent que dans Tagès naissant d'une motte de terre.

Tout le monde sait que Jupiter, souffrant un jour d'une atroce céphalalgie, pria Vulcain de le guérir. Le forgeron de l'Olympe, s'armant d'une hache, fendit d'un seul coup le crâne du Maître des Dieux et en vit sortir Minerve, armée de pied en cap. C'est une thérapeutique audacieuse, qui ne peut se comparer aux vertus autrement lénitives de la cérébrine ou du pyramidon, mais je me demande comment se débrouillerait avec le juge d'instruction le confrère qui emploierait aujourd'hui ce mode de trépanation ?

---

(1) *Chronique médicale*, 1908, p. 129.

Et Pygmalion qui vit, par un miracle d'amour, s'animer sa froide et pâle statue ?

Et le veuf Hyrée, qui brûlait du désir de posséder un rejeton, tout en reculant devant un second hymen ?

> Deux femmes pour un pauvre humain,
> Ce serait trop ; peut-être est-ce déjà trop d'une !
> Cependant j'ai besoin du lien conjugal,
> Car pour jouir du bonheur d'être père,
> La femme, jusqu'ici, fut un mal nécessaire.

Or, voici que Jupiter, Neptune et Mercure, voyageant de compagnie, comme trois larrons en foire, s'arrêtèrent dans la demeure d'Hyrée ; en reconnaissance de sa généreuse hospitalité, ils accédèrent à son désir, remplirent d'une essence divine la peau d'un bœuf qu'Hyrée avait tué pour les réconforter et lui ordonnèrent de l'ensevelir. Orion naquit de là ; et voilà comment, n'ayant jamais eu de mère, — ce qui est peut-être unique, — il eut par compensation trois pères, — ce qui est infiniment moins rare.

C'était également l'époque

> Où Vénus Astarté, fille de l'Onde amère,
> Secouait, vierge encor, les larmes de sa mère
> Et fécondait le monde en tordant ses cheveux.

Cette déesse Anadyomène, — qui fut aussi Genitrix — est donc, sans gestation préalable, issue de l'écume des flots ; Praxitèle, Botticelli, Raphaël, Ingres, Cabanel, Bouguereau, ont reproduit, tantôt sur une conque marine, tantôt sur la cime des vagues, la pureté de ses formes naissantes.

J'en passe, — et des meilleurs, — car toutes ces naissances légendaires n'ont qu'un rapport très éloigné avec la science obstétricale.

Il faut pourtant en excepter Myrrha, qui engendra normalement, mais accoucha extraordinairement. La naissance du bel Adonis — un cas de dystocie des plus bizarres — a séduit de nombreux artistes, qui l'ont représenté sous des aspects variés. Mais il me paraît utile, avant d'analyser ces diverses œuvres, de rappeler succinctement cette poétique légende.

*
* *

Il était une fois un roi et une reine qui habitaient l'île de Chypre ; le roi s'appelait Cinyras et la reine Métharné ; leur fille, qui était belle comme le jour, répondait au nom bien asiatique de Myrrha. Le père aimait tendrement sa fille, et la fille aimait passionnément son père, si passionnément même que son affection devint plus charnelle que filiale.

Myrrha comprenait pourtant tout ce qu'un pareil amour avait de criminel ! Mais parfois, torturée par les feux redoutables de Vénus, elle se demandait si vraiment c'était un crime ? Et Ovide, qui nous a si gentiment raconté cette histoire, met dans la bouche de Myrrha cet étrange plaidoyer de l'inceste :

> Coeuntque animalia nullo
> Cetera delicta ; nec habetur turpe juvencæ

Ferre patrem tergo : fit equo sua filia conjux ;
Quasque creavit, init pecudes, caper : ipsaque, cujus
Semine concepta est, ex illo concepit ales.

« Les animaux ne s'accouplent-ils pas entre eux ? Est ce une honte pour la génisse d'être couverte par le taureau qui fut son père ? Le coursier saillit bien sa fille ! le bouc féconde aussi la brebis qu'il a mise au jour ! et l'oiseau ne dépose-t-il pas sa semence dans le sein maternel ? »

gentes tamen esse feruntur
In quibus et nato genitrix, et nata parenti
Jungitur, et pietas geminato crescit amore.

« Et pourtant, on l'assure, il est des contrées où le fils et la mère, le père et la fille, enchaînés par un double lien, voient l'amour accroître leur tendresse. »

C'est la même pensée que, plus tard, Œnone suggérera à Phèdre sous une forme plus gazée :

Les dieux mêmes, les dieux de l'Olympe habitans
Ont brûlé quelquefois de feux illégitimes.

Malgré ces arguments séducteurs, empruntés aux divinités aussi bien qu'aux créatures terrestres, Myrrha, épouvantée de son ignominieuse passion, essaye de s'étrangler avec sa cordelière. Sa nourrice surgit à propos, comme le *Deus ex machina*, coupe le nœud fatal, arrache à Myrrha son infâme secret, devient sa confidente, et comme toute bonne confidente, favorise son crime.

Profitant d'une nuit où Métharné célébrait les mystères de Cérès, la nourrice glisse Myrrha dans le lit nuptial. Le forfait s'accomplit. Quand Cinyras s'aperçoit de sa méprise, il veut égorger la coupable, qui parvient à s'enfuir.

Pendant huit mois entiers, torturée par le remords, elle erre dans les campagnes arides du pays des Sabéens, voyant — tel que Prud'hon le peindra plus tard, — la vengeance et la justice divine poursuivant le crime. Elle supplie les dieux de mettre fin à ses tourments, et ceux-ci, — les dieux sont toujours compatissants, — exaucent sa prière.

La terre commence à recouvrir ses pieds, ses ongles se divisent et se transforment en racines tortueuses, ses bras prennent l'aspect de grands rameaux, ses doigts de branches légères. Ses os deviennent du bois et sa peau une écorce ; son sang forme la sève de l'arbre qui l'emprisonne avec son sein fécondé.

Pendant que s'accomplit cette métamorphose, elle ne peut retenir ses larmes :

Flet tamen et tepidæ manant ex arbore guttæ.

Ces pleurs, que l'arbre distille goutte à goutte, c'est la myrrhe qui a conservé son nom, pour perpétuer sa mémoire dans les siècles futurs.

Les dieux ont exaucé trop brutalement la prière de Myrrha ; elle devient bien le *Balsamodendron Myrrha* des botanistes, mais le fruit de son crime continue à croître dans son sein ; aussi, bientôt le bois craque sous l'effort, l'écorce se fendille, et c'est par cette fissure que le bel Adonis fait dans le monde une entrée si peu ordinaire.

C'est cette naissance mythique que plusieurs artistes ont essayé de reproduire et que je me propose d'analyser.

**

La représentation, sinon la plus ancienne, du moins la plus primitive, qui ait été donnée de l'accouchement de Myrrha, a été reproduite par notre confrère WITKOSWKI, dans son *Histoire de l'accouchement chez tous les peuples* (page 421, fig. 307) : c'est la reproduction d'une vieille peinture, conservée à l'Académie de New-York.

Dans cette peinture, Myrrha n'est pas encore métamorphosée en arbre, mais elle est déjà figée dans une attitude arborescente, et son point d'appui sur le sol se dessine sous l'aspect d'un tronc d'arbre.

Debout, dans une rigidité voulue, son torse et ses membres inférieurs sont recouverts d'un long vêtement flottant, qui masque ses formes corporelles ; sa poitrine, ses bras et sa tête montrent seuls la nudité de ses chairs, et l'on aurait quelque peine à reconnaître l'infortunée Myrrha, si à l'extrémité de ses doigts n'apparaissait un feuillage à peine naissant.

Quant à l'accouchement, il vient de se terminer. L'enfant, qui pour l'instant n'a rien d'un Adonis, est tenu au-dessus d'une bassine d'airain par une jeune femme agenouillée, tandis que debout, à côté de la parturiente, l'accoucheuse semble frictionner la région abdominale, à moins qu'elle n'essaye de pratiquer la délivrance par expression, d'après la méthode de Crédé, ce qui est peu probable, puisque cette méthode n'était pas inventée.

Cette peinture, dont l'auteur ne nous est pas connu, est, au point de vue artistique, plutôt faible comme composition et comme dessin, et l'allégorie à peine transparente. En effet, le Dr G. ENGELMANN, de Saint-Louis, qui a vu l'original, n'a pas reconnu la légende de Myrrha, et il ne la cite que comme un exemple d'accouchement dans la position debout, interprétation contre laquelle Witkowski s'élève avec juste raison, puisque, dit-il, « la patiente passée à l'état de plante ligneuse vivante, ne pouvait être représentée autrement que dans la position verticale. »

Avant d'analyser les œuvres des Maîtres de l'Art, séduits par l'anormale naissance d'Adonis, jetons un coup d'œil rapide sur les artistes, pour la plupart inconnus, qui ont illustré les œuvres d'Ovide, et dont le concept esthétique est souvent supérieur à celui des grands peintres.

L'édition des *Métamorphoses d'Ovide* de Renouard (Antoine-Augustin) est justement célèbre par la supériorité de ses gravures. Nous y trouvons, en effet, une figuration, à la fois ingénue et expressive, de cette mythique fabulation.

Dans cette composition (fig. 1), Myrrha est moins arbre que femme ; aussi, guidé par ce sentiment de pudeur innée dont je parlais dans mon mémoire sur l'*Accouchement dans l'Art*, l'artiste l'a reproduite presque de dos, masquant ainsi l'ouverture vulvaire pour étaler au premier plan le côté callipyge. Si le milieu du corps a conservé la morbidesse des formes féminines, les extrémités montrent qu'elle fait déjà partie du règne végétal. Ses doigts s'allongent en branches rameuses, sa chevelure ébauche une frondaison naissante, et ses membres inférieurs traduisent merveilleusement les vers du poète latin :

nam crura loquentis
Terra supervenit ; ruptosque obliqua per ungues
Porrigitur radix.

« Déjà la terre recouvre ses pieds ; ses ongles se divisent et il en sort des racines tortueuses. »

L'accouchement est sur le point de se terminer. Soutenue par une dryade au cœur compatissant, Adonis est presque entièrement expulsé, ses pieds seuls sont encore enfouis dans le canal utéro-vaginal. C'est un enfant d'une belle venue, tel que devait naître Adonis.

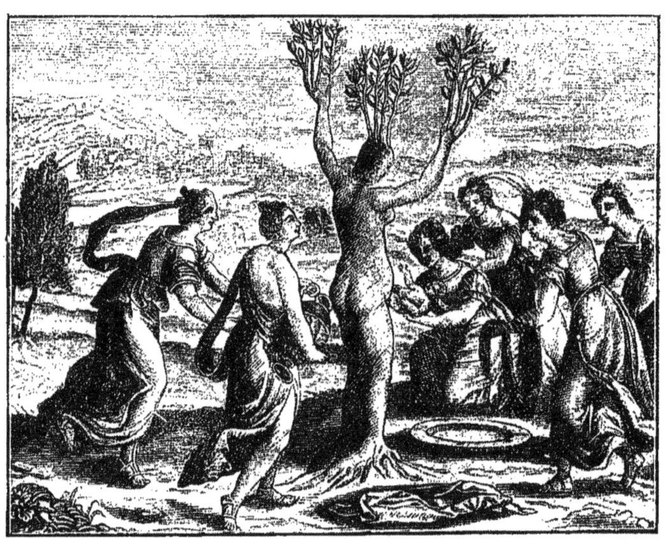

FIG. 1. — NAISSANCE D'ADONIS

(Extrait des *Métamorphoses d'Ovide*, de RENOUARD).

Sa tête mignonne n'a pas dû rester longtemps dans l'excavation, car elle est nettement arrondie. Aucun des artistes que nous citerons plus tard n'a donné au nouveau-né cette perfection de formes, aucun par suite n'a traduit aussi fidèlement l'idée poétique d'Ovide :

Laudaret faciem livor quoque ; qualia namque
Corpora nudorum tabula pinguntur Amorum.

« Sa beauté forcerait le suffrage de l'Envie elle-même. Telle est bien la gracieuse nudité que le pinceau prête aux Amours. »

Le côté faible de cette composition est l'absence totale de paysage. Sans doute, le pays de Saba où s'était enfuie la fille de Cinyras, est une des contrées les plus désertes du globe, mais néanmoins Myrrha semble trop un arbre perdu dans cette plaine sablonneuse, dont la perspective se confond au loin avec le ciel.

Mais, par contre, comme cette scène est rendue vivante par la présence de ce groupe, charmant autant qu'affairé, de dryades. Comme leurs poses sont gracieuses ! leurs attitudes naturelles ! Quel admirable agencement dans la disposition des personnages, dont chacun a son rôle marqué ! Loin de nuire au motif principal, qui reste en pleine lumière au premier plan, ils l'encadrent merveilleusement. Il y a dans cette scène mythologique une science de composition que nous ne verrons pas égaler par les artistes qui ont traité ce même sujet.

Je dois à l'amabilité de mon collègue des hôpitaux de Lille, le Dr J. DRUCBERT, la connaissance d'une gravure analogue (fig. 2), ex-

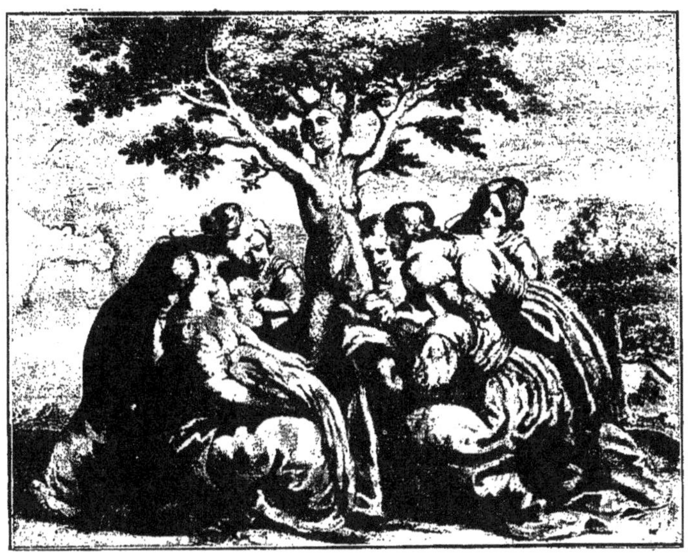

FIG. 2. — NAISSANCE D'ADONIS

(Extrait des *Métamorphoses d'Ovide*, éditeur inconnu).

traite des *Métamorphoses* d'Ovide. Malheureusement, ni lui, ni moi, ne connaissons les noms de l'éditeur et de l'illustrateur.

Dans cette composition, à l'opposé de celle que nous venons de décrire, Myrrha est vraiment transformée en arbre ; l'allégorie est plus compréhensible. Les membres inférieurs — ou les racines, — sont voilés par un groupe de femmes, mais le torse bien à jour reproduit un tronc d'arbre, tout en laissant deviner la silhouette de l'abdomen et des seins ; la partie supérieure s'étale en épais feuillage, telle que l'a conçue la fiction poétique :

> In magnos brachia ramos,
> In parvos digiti ; duratur cortice pellis.

« Les bras sont les grands rameaux, les doigts les branches légères, la peau se durcit en écorce. »

Cette métamorphose de Myrrha est vraiment remarquable. Cette transition insensible du torse en tronc, des membres supérieurs en branches, des mains en ramures, des doigts en tiges verdoyantes, est exécutée avec beaucoup de vraisemblance, et ce serait parfait si la tête n'était restée aussi humaine. Elle eût gagné à être simplement esquissée comme les mamelles.

Puisque l'artiste s'est résolu à la dessiner, il n'aurait pas dû lui donner ce masque d'impassibilité. On ne conçoit pas qu'un visage humain supporte avec indifférence les déchirements de la parturition ; tandis que, plus végétalisée, on aurait pu admettre que l'expression de la souffrance fît défaut. Et encore, telle n'était pas l'idée d'Ovide, qui voulait que l'arbre lui-même se contorsionnât et gémît comme une créature :

> Nitenti tamen est similis, curvataque crebros
> Dat gemitus arbor, lacrymisque cadentibus humet.

« Myrrha semble prête à enfanter, elle se recourbe, elle pousse des soupirs profonds et des larmes roulent sur son écorce humide ». Aussi cette figure atone, et dont seuls les yeux convulsés vers le ciel pourraient trahir la douleur, nous gâte cette métamorphose.

La partie inférieure de l'abdomen est, au contraire, rendue avec un art consommé, et nul, à ma connaissance, n'a mieux résolu cette difficulté. On ne voit ni parties vulvaires, ni périnée bombant ; ce n'est pas une femme, c'est bien un arbre qui accouche ; l'écorce se fendille, le bois craque et s'entr'ouvre pour donner issue au produit fécondé.

> Arbor gemit rimas, et fissa cortice vivum
> Reddit onus.

Le petit être qui sort des flancs de l'arbre est dans une attitude prise sur le vif. Ses membres, trop longtemps captifs, s'ébattent en liberté, et si son visage est tourné vers le ciel, ce n'est pas qu'il soit venu en occipito-postérieure, c'est parce que la face antérieure du corps se prête mieux que la postérieure à la reproduction picturale. Nous verrons, en effet, que tous les artistes, sauf un seul, l'ont dessiné dans cette posture.

L'empressement des compagnes qui assistent Myrrha et exercent auprès d'elle le rôle de l'indulgente Lucine, n'est pas des plus heureux. Elles sont sept, comme dans la figure 1, mais quelle différence dans leur groupement. A part les deux qui recueillent dans des langes le futur Adonis, et s'occupent efficacement, les autres ont l'air de curieuses assistant à un spectacle rare, qu'elles ne manqueront pas d'aller caqueter et colporter. L'artiste eût été mieux inspiré de ne pas encombrer sa composition de ces inutiles spectatrices, dont l'une a la main sous la robe, l'autre les bras croisés, tandis qu'une troisième et une quatrième se haussent sur la pointe des pieds, pour ne pas manquer une des péripéties de ce drame.

*
* *

Et maintenant, *paulo majora canamus*. Délaissons les illustrateurs, et élevons-nous avec les vrais artistes sur les sentiers de l'art.

A l'exposition de 1900, on pouvait voir, au Petit-Palais, un plat rond d'Urbino, datant de la première moitié du xvıᵉ siècle, dont la peinture représente, sans erreur possible, l'accouchement de Myrrha (fig 3). Le *Correspondant médical* du 15 juillet 1908 en a reproduit la gravure et a bien voulu nous prêter le cliché. Nous l'en remercions.

Ici, Myrrha est moitié femme, moitié arbre : femme par le torse et le visage, arbre par les extrémités des membres. Le corps est d'une plastique admirable ; l'abdomen modérément saillant, le pli de la taille suffisamment dessiné, les seins bien cambrés ; c'est un beau corps de femme.

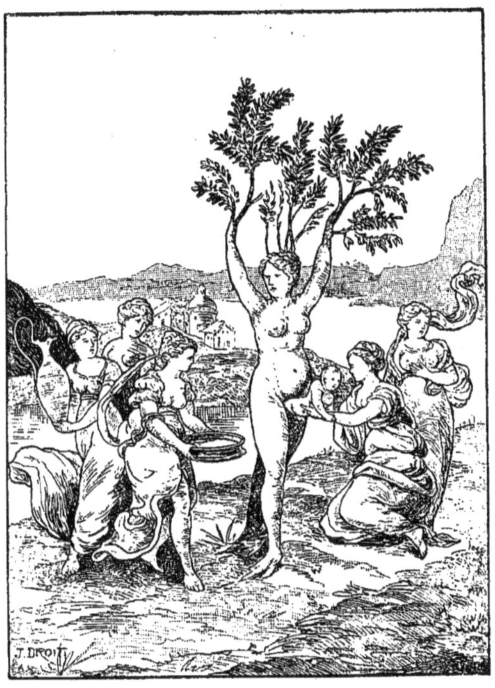

FIG. 3. — L'ACCOUCHEMENT DE MYRRHA
(Plat rond d'Urbino. — Cliché du *Correspondant médical*).

Les membres sont plus flous, car ils subissent déjà la transformation ligneuse ; ainsi les avant-bras et les mains élevés au-dessus de la tête forment déjà des branchages, mais les membres inférieurs sont surtout remarquables. L'artiste a eu l'ingénieuse pensée de croiser les jambes ; tandis que la droite, portée en avant, représente encore avec beaucoup de netteté les contours féminins, à l'exception du pied qui semble prendre déjà racine, la gauche portée en arrière, et par suite à demi voilée, est complètement métamorphosée en tronc d'arbre.

Moins impassible que dans la figure 2, le visage péche par le manque d'expression. Il semble, toutefois, que Myrrha fait un effort pour entr'ouvrir la bouche, mais la voix manque à l'expression de la souffrance, et elle ne peut invoquer le secours de Lucine :

nec habent sua verba dolores
Nec Lucina potest parientis voce vocari.

Bravant les préjugés du xvie siècle, l'auteur inconnu de cette peinture n'a reculé ni devant la nudité du modèle, ni devant l'impudeur de l'acte D'un pinceau conscient il en a éloigné tous les accessoires; aucun personnage, aucun lambeau d'étoffe ne viennent en adoucir le réalisme ; on chercherait vainement dans l'histoire des arts plastiques une scène d'accouchement aussi peu dissimulée.

Conformément aux lois immuables de la Nature, ce n'est pas de la fente d'un arbre, mais de la fente vulvaire que sort ce produit incestueux ; et il en sort très normalement, en occipito-antérieure. Des nombreuses peintures tocologiques qui ont passé sous mes yeux, c'est à peu près la seule, avec l'accouchement gémellaire de Jacob d'Heemskerck, où cette position, qui est pourtant la plus fréquente, ait été aussi nettement reproduite.

On pourra peut-être objecter que le corps d'Adonis devrait, d'après les lois de la pesanteur, être incliné vers le sol. L'artiste ne l'ignorait pas, mais il a compris ce que cette attitude aurait eu de défectueux au point de vue esthétique, et, en faisant soulever le nouveau-né par une jeune femme, il a fort habilement tourné la difficulté.

On remarquera également que le paysage est tout à fait différent de ce que nous avons vu jusqu'à présent. Le peintre a disposé cette scène sur les rives d'un grand fleuve, qui déroule avec tranquillité le méandre de ses ondes paisibles, ce qui est plus conforme à la légende, puisque Ovide rapporte que ce furent des Naïades qui reçurent Adonis et le déposèrent sur l'herbe molle.

Admirons, en passant, l'harmonieuse disposition de ces personnages accessoires. A la gauche de Myrrha se trouvent deux Naïades, dont l'une agenouillée recueille Adonis, pendant que l'autre découvre et montre son sein droit. Cette dernière, que Brieux n'hésiterait pas à appeler la « remplaçante », est vêtue, comme nos modernes nourrices, d'un long voile qui flotte derrière ses épaules au souffle de la brise.

A la droite de Myrrha est un autre groupe non moins charmant, qui apporte les ustensiles de la première toilette, amphore et bassine.

D'une facture tout à fait dissemblable est la composition d'Hermann van Swanevelt, dit Hermann d'Italie (fig. 4). L'élève de Claude Lorrain ne pouvait traiter cette scène qu'en paysagiste, ce qu'il n'a pas manqué de faire.

Il y avait pour l'artiste hollandais une trop belle occasion de brosser un merveilleux décor, pour qu'il la laissât échapper. Sa toile nous montre, en effet, une forêt presque inculte ; sur la lisière de ce bois, dans un coin perdu de clairière, il a comme à regret figuré la légende mythologique. Celle-ci, qui seule nous intéresse, n'occupe guère que la huitième partie du tableau.

Malgré sa dénomination : « Naissance d'Adonis », c'est surtout un paysage que nous avons sous les yeux ; paysage fort bien conçu d'ailleurs, et non moins bien rendu. Pour l'animer, Hermann a placé, sur la gauche, un âne qui déambule philosophiquement dans la forêt, et sur la droite Myrrha terminant sa gestation. Quelle qu'en soit sa beauté, nous négligerons ce paysage, dont la végétation luxuriante contraste étrangement avec ce que nous connaissons des landes arides de l'Yémen, et nous nous bornerons à décrire l'accouchement.

Myrrha, au milieu de cette clairière, est transformée en arbre, les bras levés au ciel et formant deux branches inégales. Elle est vue de côté ; le profil du visage et des seins, à peine esquissé, permet seul de reconnaître la métamorphose à peu près complète. On voit donc que, selon la note propre à chaque artiste, selon la caractéristique de son talent, tantôt ce sont les contours féminins qui l'emportent (fig. 1 et 3), tantôt, au contraire, c'est la forme arborescente (fig. 2 et 4).

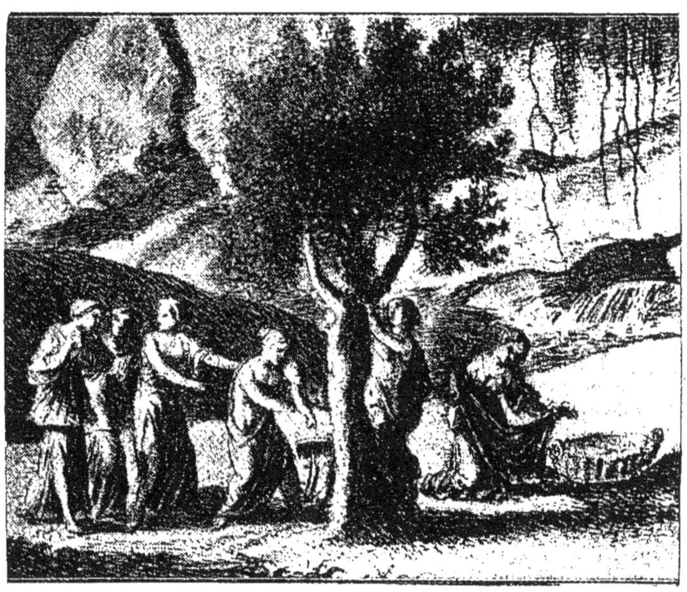

FIG. 4. — NAISSANCE D'ADONIS
par Hermann van SWANEVELT.

Il serait superflu de rechercher ici une expression de souffrance dans ce corps devenu ligneux ; l'arbre semble pourtant gémir, si l'on en juge par l'attitude d'une femme qui soutient Myrrha, en enlaçant de ses bras la branche qui figure le membre supérieur droit.

Adonis, dont la moitié du corps est visible — et toujours en occipito-postérieure, — a l'air d'être arraché des flancs de l'arbre par les efforts de la sage-femme ; derrière celle-ci, trois assistantes discutent, avec gestes à l'appui, la bizarrerie de cette couche, tandis qu'un peu plus loin, une servante est occupée à préparer des langes dans un berceau d'osier.

C'est encore et surtout d'un paysagiste cette étrange gravure (fig. 6) d'un maître inconnu du milieu du xviie siècle. La naïveté du dessin indiquerait l'Ecole allemande, mais le métachronisme du paysage le rangerait plutôt dans l'Ecole flamande.

Ici encore le paysage tient une très large place. Presque au premier plan, des monticules sablonneux, tels que nous pouvons les supposer

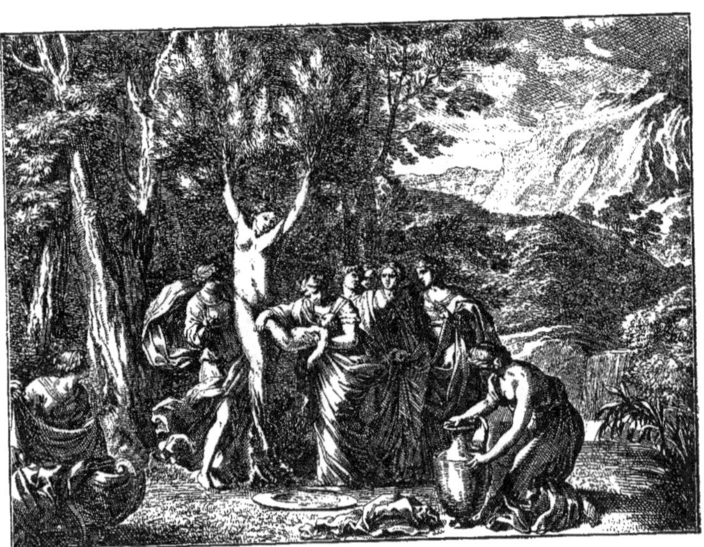

FIG. 5. — ACCOUCHEMENT DE MYRRHA
par Le Paultre; gravure de Chereau (XVIIᵉ siècle).

Collection du Docteur Cabanès.

dans les plaines de l'Arabie, plus loin, quelques arbres disséminés sans art, et surtout trop de constructions d'ordre composite, en font un paysage plus fantaisiste que réel.

La figuration des personnages n'est pas mieux traitée. Myrrha, notamment, est d'une pauvreté de dessin remarquable ; son torse n'est ni le corps d'une femme, ni le tronc d'un arbre ; ôtez les lignes droites qui forment le pli des aines, les lignes courbes qui indiquent les seins, il ne reste plus rien du corps ; quant aux bras et à la tête, terminés en frondaison rameuse, mieux vaut n'en pas parler.

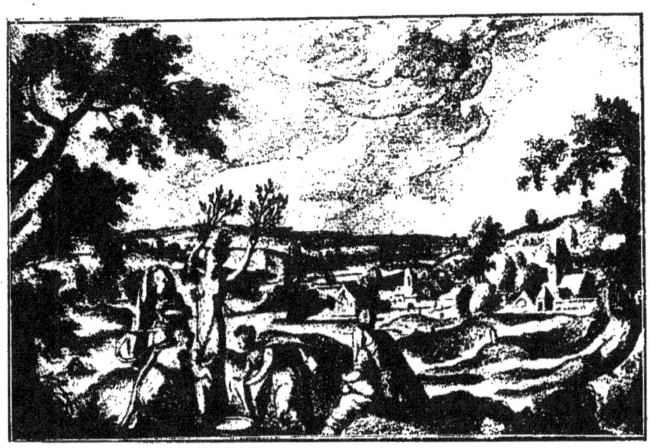

FIG. 6. — NAISSANCE D'ADONIS
par un maître du xviie siècle.

Adonis vient de naître. Une jeune femme agenouillée l'a reçu dans ses bras, et s'apprête à le passer à sa voisine, qui va lui donner sa première ablution. Mais que font donc les deux autres personnages que l'artiste a cru indispensable d'ajouter à cette scène ? L'une, face au lecteur, les bras croisés sur la poitrine, semble s'étonner de cette parturition phénoménale ; tandis que l'autre, au contraire, une amphore sous le bras, assise sur un monticule et vue de dos, indifférente à ce qui se passe, paraît détourner ses regards, pour les laisser errer sur le paysage.

Bien que d'une époque contemporaine, LEPAULTRE s'est montré dans sa composition (fig. 5) plus portraitiste que paysagiste. Il a groupé dix personnages dans ce dessin qui occupe le milieu de la gravure, tandis que le paysage buriné légèrement n'est là que pour l'encadrer.

Ce paysage (page 13), mieux conçu que rendu, se compose en grande partie d'un bosquet d'arbres aussi touffus que confus, tandis que, de l'autre côté, un ruisseau murmurant dévale entre des collines. Il y a là un effet de lumière assez heureux qui vient de la droite et contraste avec le sombre feuillage qui forme le fond du sujet en se fusionnant avec lui.

Myrrha a conservé ses formes humaines, à l'exception de ses extrémités, dont les inférieures se contournent en racines tortueuses qui s'enfoncent dans le sol, tandis que les supérieures se dressent vers le ciel en branchages serrés.

L'anatomie de ce corps est malheureusement des plus critiquables. Les cuisses manquent d'ampleur et sont beaucoup trop courtes par rapport aux jambes ; le bassin est grêle et sans évasement ; aussi le pli des aines n'est pas assez curviligne ; la taille fait absolument défaut et le tronc est tout d'une venue ; les seins haut placés sont encore redressés par l'élévation des pectoraux, dont les attaches brachiales sont trop accentuées ; en un mot, c'est plutôt un torse d'adolescent qu'un torse féminin. L'expression du visage est moins défectueuse ; la bouche béante et la ligne presque horizontale des sourcils dépeignent suffisamment la souffrance.

Quant à Adonis, c'est vraiment un trop beau gars, et l'on se demande, en le voyant, comment un si grand corps a pu tenir dans un si petit bassin. Ce fœtus mesure au moins un mètre du genou au vertex ! Où diantre Jean Lepaultre a-t-il appris les proportions ?

Les dispositions des huit personnages, tous féminins, qui assistent plus qu'ils ne coopèrent à l'accouchement, n'est pas dépourvue de mérite. Une de ces femmes soutient le bel Adonis ; elle n'est pas dans la position classique agenouillée, parce que l'artiste a fait de Myrrha une géante ; deux autres ont des attributs non moins classiques, celle qui tient une amphore et celle qui prépare le linge ; les cinq autres regardent ou se livrent à d'inutiles commentaires.

Un siècle plus tard, François BOUCHER, le décorateur des boudoirs de la Régence, devait à son tour être séduit par la légende des *Métamorphoses*. On était en droit d'espérer que le peintre des « culs nus » trouverait dans un pareil sujet ample matière à exhiber des chairs roses et des carnations sensuelles, et l'on est stupéfait de ne rencontrer qu'une fade composition, d'allure idyllique (fig. 7).

Accoudée contre un arbre qui représente d'une façon très vague l'infortunée Myrrha, une femme, à la beauté sévère, laisse tomber ses regards sur Adonis naissant, que porte sur ses bras une jeune esclave au type franchement arabe. Rien ne rappelle ici le spectacle impressionnant de l'accouchement. C'est une scène d'intérieur dans un décor champêtre. Toutes les difficultés du sujet ont été éludées, la métamorphose de Myrrha aussi bien que sa fabuleuse parturition. Aussi, là où l'on s'attendait à rencontrer la terrifiante expiation de l'inceste, on ne trouve qu'une vulgaire pastorale.

Le charme de cette composition réside dans le groupe accessoire des quatre femmes qui sont à droite dans des attitudes prises sur le vif. La mieux rendue est celle qui, le corps penché, porte le plat des premières ablutions ; une autre, mollement étendue sur le gazon, une amphore renversée à ses pieds, contemple avec sérénité ces préparatifs de toilette ; mais pourquoi le peintre l'a-t-il faite aussi longidactyle ? Son pouce gauche égale assurément la longueur de son index ; c'est à la fois disgracieux et simiesque, ce qui n'est pas dans le style habituel de François Boucher.

Pour terminer cette étude iconographique de Myrrha, je reproduirai l'incompréhensible gravure de Mathieu ŒSTERREICH (fig. 8). Si la légende du dessin (p. 17) ne portait « Naissance d'Adonis », personne ne devinerait que l'artiste allemand, contemporain de

Boucher, a traduit par le pinceau la narration si pittoresque d'Ovide,
et l'on songerait plutôt à cette autre légende non moins poétique,

Baucis devint tilleul, Philémon devint chêne.

Sur les rives sablonneuses d'un lac, deux arbres ont poussé. Par
leurs extrémités supérieures ces deux arbres se transforment en corps
humain, dont les bras éternellement levés vers le ciel s'achèvent en
branches multifoliolées. L'un a la silhouette d'un corps masculin,
l'autre est, sans erreur possible, un tronc féminin. Ils se font presque

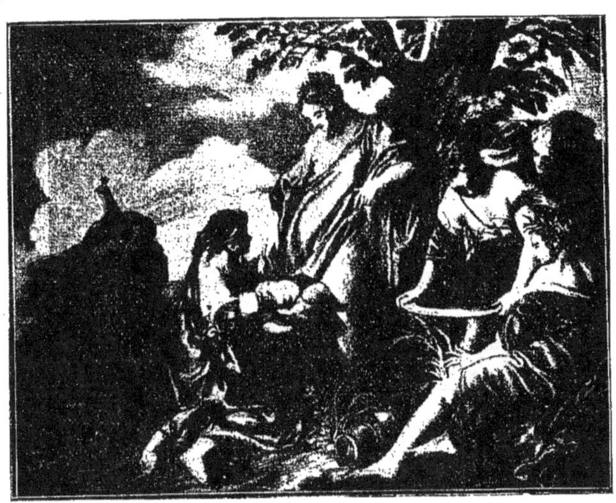

FIG. 7. — NAISSANCE D'ADONIS

par François Boucher (xviiiᵉ s.).

face, et, redressant leur torse, se regardent de travers comme deux
marionnettes de Guignol. Pourquoi ce couple a-t-il pris racine ?
Mystère !

Mystère également la présence de ce sarcophage monumental, auprès
duquel se trouve aussi un autel, sur lequel brûle encore la flamme
d'un sacrifice, dont deux personnages semblent s'éloigner !

Enfin, au milieu de la composition, une jeune femme tient sur son
genou droit le prétendu Adonis. Celui-ci fait honneur à l'auteur de
ses jours, car il est gras, dodu, potelé et d'une corpulence bien supérieure à celle d'un nouveau-né. Son attitude, non moins anormale, le
ferait prendre pour un petit Jésus ; son thorax est à demi soulevé, sa
main gauche étendue horizontalement vers le lac, tandis que sa droite
s'élève vers les cieux, comme s'il s'apprêtait à en faire descendre sa
bénédiction.

Si l'auteur, — et il n'en faut pas douter, — a voulu représenter la
naissance d'Adonis, il connaissait bien mal la légende ; aussi je ne
m'attarderai pas plus longuement à de stériles critiques.

Je ne pense pas qu'il existe beaucoup d'autres tableaux ou gravures représentant ce sujet ; en tous cas, ceux que je viens de relater sont suffisants pour apprécier comment les artistes ont, sur ce même thème, exécuté des variations multiples, en rapport avec leur tournure d'esprit et leurs aptitudes.

Après avoir analysé chaque dessin, faisons en la synthèse. Si l'on s'en rapporte à la description poétique d'Ovide, le problème consistait à reproduire : 1º la métamorphose de Myrrha, 2º son accouchement ; 3º des accessoires divers pour encadrer la scène.

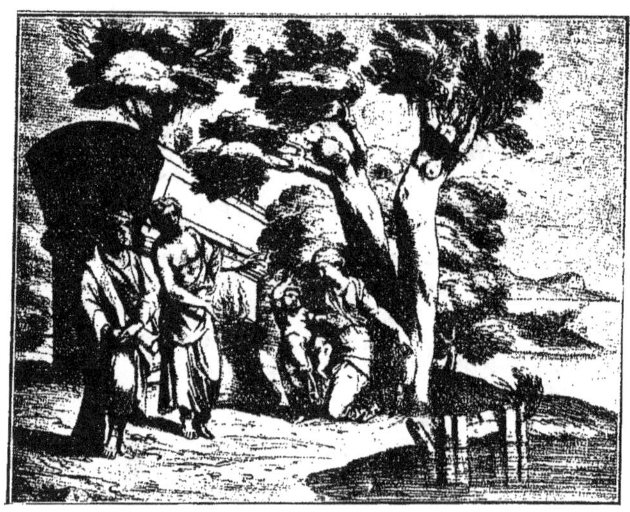

FIG. 8. — NAISSANCE D'ADONIS
par Mathieu Œsterreich.

La métamorphose de Myrrha. — Représenter un être moitié arbre, moitié femme, n'était pas la moindre des difficultés picturales. Aussi, nous trouvons, selon le genre de chaque artiste, une gamme descendante, qui commence par un corps de femme et qui finit par n'être plus qu'un arbre. Les uns se sont contentés de dessiner une femme avec ses vêtements et des extrémités foliées ; d'autres (fig. 1, 3, 5 et 6) ont laissé à ce corps sa belle nudité, donnant à ses extrémités inférieures la forme de racines, à ses extrémités supérieures la forme de branches légères ; au contraire, dans les figures 2, 4 et 8, il s'agit d'arbres véritables, sur lesquels sont esquissés des corps féminins ; enfin, dans la figure 7, l'arbre seul apparaît.

L'accouchement de Myrrha. — Ici, la difficulté était d'un autre genre ; c'est celle que nous avons déjà signalée dans l'*Accouchement dans l'Art*. Fallait-il reproduire l'enfant sortant de la vulve, ou voiler par un artifice de composition cet acte réaliste ? Les variantes ont été nombreuses. Dans les figures 7 et 8, rien n'indique une parturition : ce sont des nouveau-nés tenus sur les genoux.

Dans la figure 5, on devine l'accouchement, mais on ne le voit pas. Dans les figures 1 et 4, la femme étant de profil, l'expulsion fœtale n'est visible qu'en partie, et les organes génitaux sont cachés ; enfin, dans les figures 2, 3 et 6, au contraire, le réalisme touche à ses dernières limites.

Les accessoires divers. — Ici, le champ abandonné à l'imagination de l'artiste était plus vaste. Néanmoins, la plupart se sont contentés d'encadrer le sujet de personnages affairés ; plusieurs en ont profité pour peindre un paysage avec des horizons variés, et Hermann d'Italie a même fait de ce paysage le motif principal de son tableau (1).

Tant il est vrai que se vérifie toujours l'axiome, passé à l'état de truisme : *Tot capita, tot sensus !*

---

(1) Lecture faite à la *Société médico-historique* (Séance de novembre 1909).

9 782014 070354